L'Assainissement

de Marseille

PAR

UN VIEUX MARSEILLAIS

Capounas de bouen sort ! mount'a passa lou tem
Qué leis escoubiers eroun touti counten !

(BÉNÉDIT.)

Prix : 20 Centimes

MARSEILLE

TYPOGRAPHIE ET LITHOGRAPHIE BARTHELET ET Cie
19, Rue Venture, 19

1895

L'Assainissement

de Marseille

PAR

UN VIEUX MARSEILLAIS

Capounas de bouen sort ! mount'a passa lou tem
Qué leis escoubiiers eroun touti counten !

(BÉNÉDIT.)

Prix : 20 Centimes

MARSEILLE

TYPOGRAPHIE ET LITHOGRAPHIE BARTHELET ET Cⁱᵉ

19, Rue Venture, 19

1895

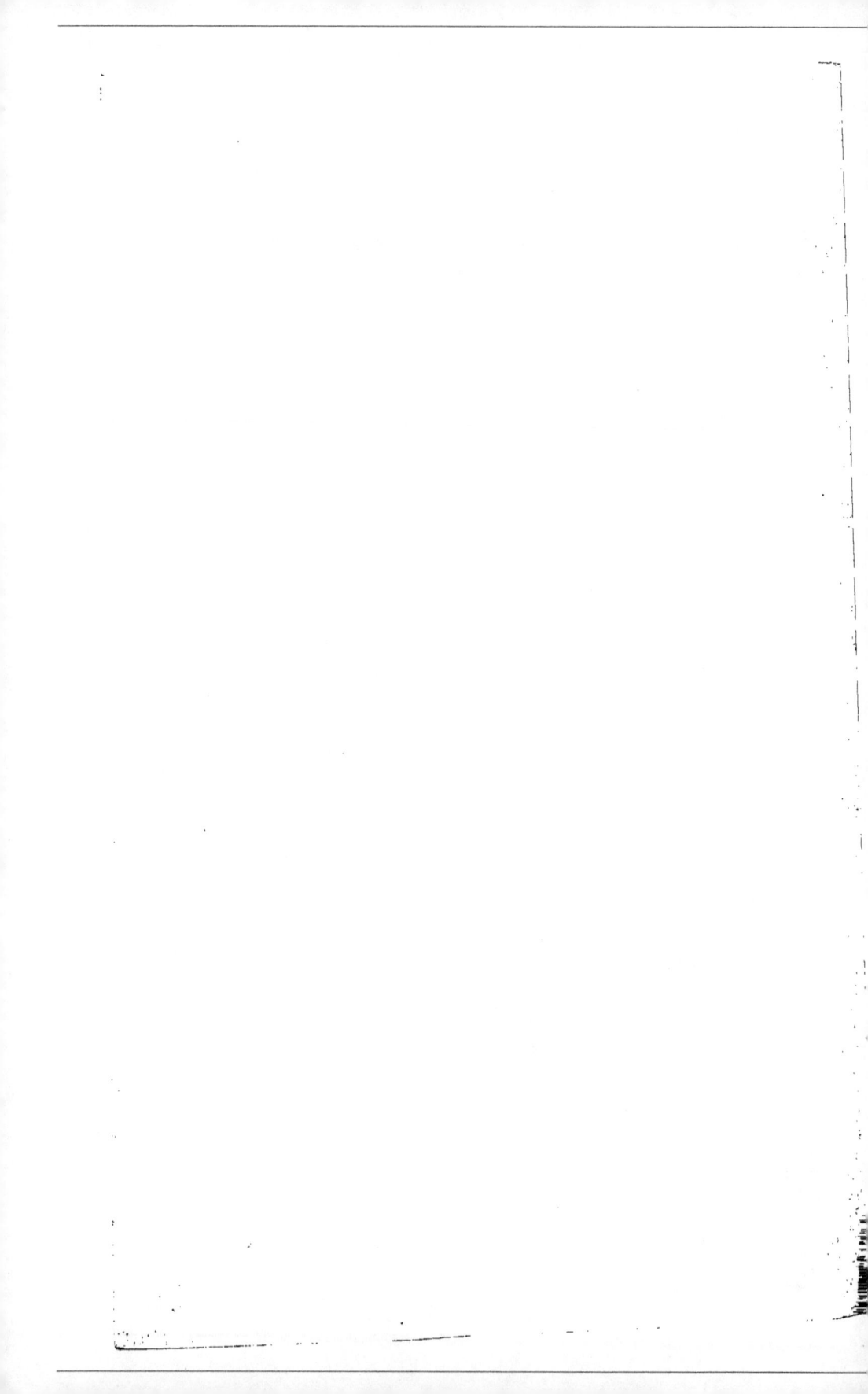

L'Assainissement

de Marseille

Je suis né au cœur de nos vieux quartiers, à deux pas de l'Hôtel de ville : j'y ai passé mon enfance; j'ai assisté, sans la quitter jamais, à toutes les transformations de notre chère cité, suivi ses développements, partagé avec mes compatriotes leurs joies et leurs douleurs, dans les bons et les mauvais jours. J'ai, comme la plupart d'entre eux, déploré, bien des fois, l'acharnement avec lequel les rivalités, les jalousies, les haines locales ont coalisé leurs efforts pour entraver l'épanouissement d'une cité qui devrait être la reine incontestée de la Méditerranée, à qui, plus que tous autres, ses propres enfants semblent s'attacher à enlever son prestige, à arracher les fleurons de sa couronne. J'ai vu grandir et croître autour d'elle, d'orgueilleuses rivales qui la menacent aujourd'hui après l'avoir longtemps infructueusement jalousée. C'est qu'un mauvais génie, dirait-on, prend à tâche d'étouffer dans leur germe, de faire misérablement avorter, de combattre sans pitié, une fois nées, toutes les idées, toutes les œuvres qui pourraient contribuer à sa beauté, à sa prospérité et à sa richesse.

Il semblerait que, fille de la Grèce, elle eût dû avoir à cœur de faire revivre sur ses rivages que baigne le même flot, qu'éclaire le même ciel radieux, les traditions d'élégance, d'harmonieuse et saine beauté qui ont immortalisé sa mère patrie.' Mais point : ses fils paraissent n'avoir hérité de leurs ancêtres que la turbulence bavarde qui fait les démocraties brouillonnes, tapageuses et impuissantes. S'ils n'ont plus l'agora, la presse leur suffit. Ils n'aiment pas qu'on appelle Aristide le juste, et je craindrais pour Aristophane, s'il voulait faire entendre sa voix, de la voir étouffer sous les clameurs des nervis.

Ces mélancoliques réflexions surgissaient involontairement dans mon esprit, alors que je relisais l'un de ces jours derniers les œuvres de notre cher Bénédit et, qu'après avoir dévoré *Chichois*, mes yeux tombaient par hasard sur la fable légendaire *Escoubiier e Parfumour*. Faites comme moi : relisez-la, mes chers compatriotes : vous y retrouverez un peu de cette gaieté qui semble nous avoir abandonnés : cela vous changera de notre poésie décadente et de la prose de nos reporters. C'est d'ailleurs une œuvre palpitante d'actualité, pleine

de haute gresse comme eut dit Mᵉ François Rabe-
lais, et d'où vous tirerez peut-être, comme moi,
un enseignement salutaire. Je ne sais plus quel
philosophe a dit de l'histoire que c'était un recom-
mencement. Bénédit serait bien de son avis, s'il
pouvait reparaître, ne fut-ce qu'un jour, au milieu
de ses concitoyens. "Maistre Oourous" n'est pas
mort et ses lamentations assourdissent encore nos
oreilles :

Capounas de bouen sort ! mount'a passa lou tem
Qué leis escoubiiers eroun touti counten !

Déjà, du temps de Bénédit, *leis escoubiiers* se
plaignent, regrettent la bonne époque des *passarés*,
alors que :

Leis éstrangiés qu'intravoun
Din noustro villo aremarquavoun
Que tout ce que l'avien counta
Su noustreis habitudo ero la verita.
Sé voulien deis Alleio ana à la Canebiero.
En suiven lou vala de certaino carriero
Trouvavoun toujour quoouqu'aren
Per lei mena directamen.
Lou souar en proumenan, quand su voustre passagi
V'arrestavia d'avan la Grotto doou villagi
Vo prochi lei Carmes descaou,
Faguessè fré, faguessè caou
Quuntou coou-d'hui ! quunto abundanço !
Aqui l'aviè la beneranço,
Un jour suiviè l'aoutrè. Jamai
Vesia demeni lou travai.

C'était l'âge d'or des *escoubiiers* ! Mais hélas leur étoile pâlit bientôt :

Per ordre de quoouquei mascaro
Lei barriquos souar et matin
Encaparoun tout lou butin
Din trento quartiès mounté passi.
Et puis, per coumblé de disgraci
Fan de patis din leïs oustaou
De cinquanto canno de haou.
N'en fan din leï jardins, n'en fan din leï carriero
N'arrouinoun de touto manièro.
Senso coumta que lou canaou,
Despuis d'un paréou d'ans nous a fa fouesso maou.
Tapissoun lei cantoun emé de troué d'estori,
Trouva quasi pretout lou soou net coumo'un vori.
Per suito d'aqueleis abus,
Diria que leï gens mangeoun plus,
Qu'existoun que per mérévio,
Enfin, Marsio es plus Marsio !...

. . . .

Cette institution de la barrique contre laquelle protestait en termes d'une si éloquente énergie le malheureux Oourous, tous les hommes de ma génération l'ont vue fonctionner : ils se rappellent, sans doute, comme moi, le son de la cloche qui appelait sur le seuil de leurs portes les ménagères, dont les *jarrons*, remplis des richesses chères à Maistre Oourous, étaient vidés pour leur être restitués, après un lavage sommaire dans les eaux du ruisseau. C'était le beau temps de l'égout en plein air, dont les émanations faisaient se gonfler d'aise les poumons de l'*escoubiier*...

Et les patis din leïs oustaou !

C'a été une révolution, qui a donné naissance à l'inscription sur les écriteaux des appartements à louer : " avec eaux et *lieux* " qui aurait dû faire la fortune de son inventeur.

Mais ce que ne dit pas Bénédit, c'est que Maistre Oourous a résisté, a lutté, qu'il a fait des prosélytes, qu'il a, avec une persévérance digne d'une meilleure cause, empêché, entravé, en invoquant les traditions séculaires, le développement de l'établissement des *patis* dans les maisons, même des plus beaux quartiers. Quel est celui d'entre nous qui ne pourrait citer un exemple comme celui d'une maison des allées de Meilhan où, en 1870 encore, aucun moyen d'évacuation n'existant, les déjections de tous les habitants étaient, à chaque étage, soigneusement recueillies dans un *jarron* déposé dans la cuisine pour être, matin et soir, vidées dans le ruisseau ?

Et pendant ce temps, à la plus grande satisfaction sans doute des *escoubiiers et des croquemorts*, Marseille était décimée en 1835, en 1849, en 1854, en 1855, en 1865, en 1866, en 1884 et en 1885 par des épidémies de choléra et ceux d'entre nous qui ont été assez heureux pour ne pas voir les cadavres emportés au cimetière dans les tombereaux, entassés dans les églises, recouverts d'un simple drap, comme en 1835, se souviennent au moins de l'aspect lugubre de la cité en 1849 et en 1854, des rues, des quais déserts, des écoles, du lycée licenciés, des quarantaines éloignant nos navires de tous les ports, de l'effigie de M. Béhic, Ministre du Commerce, brûlée en pleine Cannebière en 1865, de l'émigration de la population vers les pays non contaminés, où, en 1884 encore, des familles Marseillaises étaient repoussées de tous les hôtels comme des pestiférés et étaient obligées de coucher dans des granges !

Voilà le passé, le passé d'hier et ils ont la mémoire bien courte ceux qui l'ont oublié, et qui n'encourageraient pas toute œuvre qui, atteignant le mal dans sa racine, peut nous épargner à nous et à nos successeurs, les calamités dont nous avons été les témoins impuissants, les victimes trop tôt résignées.

Et quand je parle du passé, c'est le présent, c'est l'avenir qu'il faudrait dire ; ce n'est pas d'hier, c'est d'aujourd'hui, c'est de demain qu'il s'agit.

Si le progrès n'est pas un mot vide de sens, si les idées d'humanité et de solidarité sociales ne sont pas pour servir seulement de thème à des déclamations de réunions publiques, et de tremplin aux équilibristes de la démagogie, il faut appeler de tous nos vœux, encourager de tous nos efforts, l'exécution de toutes les œuvres qui ont pour but le respect, la conservation, la prolongation de la vie humaine. Le problème de l'augmentation de la natalité se heurte à bien des obstacles de toute nature : celui de la diminution de la mortalité est heureusement moins complexe et d'une solution bien plus facile, à la portée de toutes les bonnes volontés.

Dans notre chère Marseille, il se pose dans les conditions les plus tristes, les plus navrantes, et ceux là ont été des hommes de cœur qui, l'abordant de front, en ont recherché, poursuivi et assuré l'exécution dans ses parties les plus essentielles.

Comment ! Voilà une ville riche et populeuse, placée dans des conditions d'exceptionnelle salubrité ; la mer qui l'arrose, le soleil qui l'éclaire, les eaux qui la fécondent, les vents qui bouleversent et assainissent son atmosphère lui font un climat privilégié ; son port, abri séculaire, a répandu son nom sur tous les rivages du monde habité et sa population industrieuse, active, intelligente envoie, reçoit et manipule les produits les plus variés de tous les coins du globe. Et c'est cette ville qui laisse infecter son sol, c'est cette population qui se laisse décimer par les maladies les plus dangereuses, et qui parvient à se faire, dans un milieu que la nature a créé essentiellement salubre, une réputation d'insalubrité volontaire !

Et cette population est composée de marins,
d'ouvriers, de négociants, d'industriels, qui, vivant
des ports, des usines, des échanges, entretiennent
les épidémies qui, par les quarantaines, tarissent
les échanges, vident les ports, ferment les usines.

A ne prendre que les dernières épidémies de
1884 et de 1885, sait-on quels en ont été les
résultats sur le mouvement des passagers et des
marchandises ?

En 1883, étaient arrivés par mer 149.192 passagers, ci 149.192
En 1884, il n'en est arrivé que. 98.277

D'où une différence en moins pour 1884 de. 50.915

En 1883, il était parti par mer 87.804 passagers, ci. 87.804
En 1884, il n'en est parti que. 72.663

D'où une différence en moins de. 15 141

Si on réunit les départs et les arrivées, on
atteint un total de 66.056 passagers de moins en
1884 qu'en 1883.

Pour les marchandises, la situation est la même.
De Juillet à Novembre 1884, on constate une
diminution, comparaison faite avec la période
correspondante de 1883, entrées et sorties
réunies, de 3.233 navires et de 1.347.875 tonnes.

Même résultat en 1885. Et les épidémies de
1884 et de 1885, n'ont rien été auprès des précé-
dentes !

Comment calculer, même approximativement,

sans même tenir compte de la valeur des exis-
tences humaines fauchées, les pertes en argent
qu'elles ont occasionnées, l'appauvrissement
général qui en a été la conséquence ? Un calcul
approximatif, et certainement très en dessous de
la réalité des faits, donnerait un total de plus de
250.000.000 pour les huit épidémies qui ont sévi
de 1884 à 1885.

Les épidémies cholériques, il est vrai, semblent
tendre à se faire de plus en plus rares et leurs
effets de moins en moins terribles. Mais ne faut-il
compter pour rien les autres maladies, fièvre
typhoïde, scarlatine, variole, diphtérie, rougeole,
qui, chaque année, font de si grands ravages dans
notre population ?

Tout compte fait, elles valent à Marseille un des
premiers rangs parmi les villes insalubres d'Europe. Le taux de la mortalité s'y est élevé, dans
les 20 dernières années écoulées de 1870 à 1890,
à 32 pour mille. Elle était pendant la même
période de 27 à Paris, de 22 à Lyon, de 19 à
Londres !

Et encore ce chiffre de 32 pour mille est-il de
beaucoup dépassé dans certains quartiers. A la
gare du Sud il est de 35, au bassin de Carénage de
36,7, dans le quartier de l'Hôpital militaire de
37,4, de l'Arc de Triomphe de 38, de l'Hôtel-Dieu
de 38,9, de l'Hôtel de ville de 47,4. Ce qui revient
à dire que dans les quartiers qui avoisinent notre

vieux port, la mortalité est deux fois et demie plus élevée qu'à Londres !

Il est vrai que, comme la barrique de Maistre Oourous n'y passe plus, on y pratique sur la plus grande échelle le tout au ruisseau !

Cette effrayante mortalité est une honte pour la cité qui la subit !

On a pu s'y résigner tant que la cause du mal est demeurée inconnue, tant qu'on a pu l'attribuer uniquement aux importations de l'étranger, aux prédispositions personnelles, à des accidents climatériques ou autres. Mais depuis les découvertes de notre grand Pasteur, cette ignorance n'est plus de mise. Il n'est plus aujourd'hui permis à personne de ne pas savoir que les germes infectieux d'un très grand nombre de maladies contagieuses et épidémiques, telles que le choléra, la fièvre typhoïde, la variole, la diphtérie suivent les déjections et ont pour principal véhicule les eaux de vidange et que la première de toutes les lois de l'hygiène consiste à éliminer dans le plus bref délai, les matières et les eaux usées, avant toute fermentation. Les laisser écouler dans le sol, s'y infiltrer, le saturer, c'est faire en grand ce que nos pères faisaient en petit, faire du territoire de la Ville le grand *jarron* dans lequel s'accumulent à nos pieds, toutes les matières, tous les germes d'infection, réservoir inépuisable des maladies les plus terribles !

Voilà ce que, depuis vingt ans, ne cessent de proclamer tous les hygiénistes; et, plaçant le remède à côté du mal, ils ont établi d'une manière aujourd'hui indiscutée, que le seul moyen de supprimer le danger était d'en faire disparaître la cause, en assurant par le tout à l'égout, le prompt éloignement de toutes les matières et eaux usées, provenant de l'habitation et de la rue.

On ne compte plus les autorités qui ont propagé, et en fin de compte, fait prévaloir cette doctrine, M. Alphand, M. Durand Claye, le docteur Napias, M. Bouley, M. Bourneville, M. Chamberland, les docteurs Bouchardat, Bertin Sans, Layet, Poincarré, M. Cornil et cent autres?

Mais elle a été consacrée par une autorité plus grande, celle du fait, du résultat, du succès!

A Londres, la mortalité générale est tombée à 20, 19 et 18 pour mille, après la création des égouts. Elle est de 32 à Marseille.

Dans une série de villes anglaises représentant une population de près de neuf millions d'habitants, la mortalité par fièvre typhoïde a décru de 90 pour cent mille à 27 pour cent mille.

A Lincoln, la mortalité a passé de 23 pour mille à 15 pour mille.

Il faut dire que, de 1871 à 1882, il a été dépensé, en Angleterre seulement, en laissant de côté l'Ecosse et l'Irlande, 1598 millions pour des travaux dont la plus grande partie avaient pour objet la salubrité, et 612 millions pour les travaux d'hygiène de 1879 à 1887 !

A Berlin où, jusqu'en 1871, le chiffre de la mortalité était de 39 pour mille, plus de cent millions ont été consacrés à des travaux d'égouts, et la mortalité est au fur et à mesure de l'achèvement du réseau, descendue à 33, 30, 29 et 25 pour mille et la mortalité par la fièvre typhoïde, qui donnait une mort sur 43 maisons non reliées à l'égout, n'en a plus donné que une sur 137 maisons. Rien d'étrange dès lors, n'est-ce pas, qu'à Berlin on ne trouve plus de locataire pour les maisons non canalisées ?

A Bruxelles, l'établissement des égouts a fait descendre la mortalité,

Par l'angine et le croup...	de 10 à 3
Par la scarlatine.........	de 6 à 1
Par la variole...........	de 17 à 5
Par la fièvre typhoïde.....	de 16 à 8

Aussi l'exemple de ces trois capitales a-t-il été imité par un grand nombre de villes dans l'Europe entière.

Paris, qui n'a commencé son réseau qu'après que Londres a eu achevé le sien, l'étend de jour en jour et y consacre plus de 200 millions.

A Marseille, c'est sur les injonctions du Gouvernement que la Municipalité installée à l'Hôtel

de ville, en mai 1887, a procédé à l'étude de
l'œuvre qui est aujourd'hui en voie d'exécution.

Avant de conclure le traité qui doit en assurer
l'exécution, le projet qui lui servait de base a été
soumis par la Municipalité à l'épreuve de discus-
sions, d'examens, d'études, de rapports dans
lesquels il a été minutieusement passé au crible
des critiques les plus compétents, et l'on peut
dire qu'il n'est pas une affaire sur laquelle une
lumière plus éclatante ait été jetée avant d'être
conclue au grand jour de la discussion publique.

C'est du moins l'impression que j'ai ressentie
de la lecture de tous les documents s'y rattachant;
et je la conseille, cette lecture, à ceux qui, sans
même avoir de compétence spéciale, peuvent être
désireux de se faire, avec leur simple bon sens,
une opinion sur une affaire généralement peu ou
mal connue. Pour ceux qui n'en ont pas le loisir,
je vais par un résumé aussi fidèle et aussi clair que
possible, tâcher de les faire profiter du résultat de
mon étude. Ils en tireront eux-mêmes telles
conclusions qu'il jugeront convenable.

32 décès sur mille habitants par an, le tiers de ces
décès dû à des maladies infectieuses et contagieuses,
huit épidémies cholériques avouées, la fièvre typhoïde,
le croup, la variole et la rougeole à l'état permanent
dans la troisième ville de France qui, sur 32,653
maisons en 1886, n'en comptait que 5,000 desservies
par des tinettes filtrantes 4,000 par des puisards, 10,000
par des tinettes sèches, et près de 14,000 dépourvues

de tout appareil, où le réseau des égouts très incomplet était composé de tronçons qui n'aboutissaient à rien, voilà les conditions sanitaires de Marseille, bien faites, ce semble, pour appeler l'attention des autorités constituées et des pouvoirs publics.

Le Ministre de l'Intérieur, le Ministre des Travaux Publics et de l'Industrie, la Chambre de Commerce de Marseille, au lendemain des épidémies de 1884 et de 1885 font entendre leurs doléances, mettent l'épée dans les reins à la Municipalité. Elle fait exécuter le projet dit des Ingénieurs et procéder à l'étude de l'assainissement intégral de Marseille, et, pour arriver à cette fin, de l'avant-projet de M. Cartier, agent-voyer en chef du Département. Cet avant-projet constituait le travail le plus complet dont cette question ait été l'objet.

Soumis à une Commission du Conseil municipal, il a été, par les soins et aux frais de la Municipalité, envoyé à Paris pour figurer à l'Exposition Universelle de 1889, section de l'hygiène, « afin, disait M. le Maire, d'ouvrir une sorte de « contre-enquête où tout le monde pourrait « donner son avis et apporter à la Ville le tribut « de son expérience et de ses conseils en matière « d'amélioration sanitaire. »

Envoyé à l'Exposition, ce projet y reçut une médaille d'argent qui était la plus haute récompense que le jury pût accorder à un projet qui n'était pas encore en voie d'exécution.

Il fut en même temps soumis par les soins du Ministre de l'Intérieur au *Comité consultatif d'hygiène de France*, présidé par M. le Dr Brouardel et composé des hommes les plus éminents en matière d'hygiène. Dans sa séance du 13 mai 1889, ce Comité décida d'approuver le projet d'assainissement de Marseille, dit projet Cartier « qui réalise, « dit le rapport, l'assainissement de la ville, des « faubourgs, des ports, de tout le littoral et des « agglomérations et des villages suburbains de « Saint-Giniez, de Sainte-Marguerite et de Mazar- « gues. »

La Commission des Grands Travaux fut alors saisie du projet auquel le Conseil municipal, sur ses conclusions favorables, donna son approbation, après discussion approfondie, dans les séances des 3-16 décembre 1889.

Le projet Cartier fut ensuite mis à l'enquête par les soins de M. le Préfet et, l'enquête terminée, soumis à l'examen de la Chambre de Commerce de Marseille et à l'appréciation du Conseil d'hygiène du 1er arrondissement des Bouches-du-Rhône, à la Commission des bâtiments civils, dont font partie M. Roucayrol, ingénieur en chef des Ponts et Chaussées et M. Guérard, ingénieur en chef des services maritimes. Et Commission d'enquête, Conseil d'hygiène, Chambre de Commerce, Commission des bâtiments civils, tous se montrèrent favorables à l'exécution du projet Cartier;

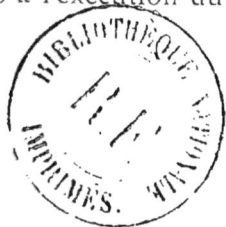

après examen et réfutation des objections et critiques qu'il avait soulevées.

La Municipalité, dès lors, ne pouvait hésiter à en poursuivre la réalisation. Après avoir fait appel au concours de toutes les personnes qui désiraient se mettre sur les rangs pour l'exécution du projet, elle nommait une Commission spéciale pour l'examen de leurs propositions. Du mois de mai au mois d'août 1890, les membres de cette Commission travaillaient sans relâche et aboutissaient enfin à conclure avec M. Génis et la *Société parisienne d'entreprises générales de travaux*, le traité qui leur concédait l'exécution des travaux d'assainissement. C'est le 4 octobre suivant seulement que le Conseil municipal, après dépôt et publication de tous les documents se rattachant à l'affaire, vota le dit traité à l'unanimité, moins trois voix, et il est bon de signaler, en se reportant aux journaux de l'époque, qu'aucun des trois opposants n'a élevé contre le traité aucune objection de fond et que leurs critiques, portant uniquement sur des points secondaires, ne mettaient en question ni le principe même de l'assainissement, ni ses résultats, ni son urgence, ni aucune des stipulations essentielles constituant l'économie du traité conclu par la Municipalité.

Avant d'être sanctionné définitivement par les Pouvoirs publics, ce traité subit à nouveau le contrôle du Comité d'hygiène publique de

France qui, dans sa séance du 15 décembre 1890, renouvela l'avis favorable qu'il avait déjà donné ; le Conseil général des Ponts et Chaussées fut également appelé à donner son opinion au point de vue technique, et enfin le Conseil d'Etat consulté par le Gouvernement sur la partie financière du projet.

Ce n'est qu'après accomplissement de toutes ces formalités et sur l'avis conforme de tous les corps constitués que la Chambre des Députés et le Sénat, saisis par le Gouvernement d'un projet de loi déclaré d'utilité publique, votèrent à l'unanimité ce projet qui est devenu la loi du 24 juillet 1891, et que le Président de la République rendit le 27 août de la même année, un décret approuvant le traité du 21 août 1890.

Il avait donc fallu deux années et demie pour que le projet Cartier sortît du domaine de la théorie pour entrer dans celui de l'exécution pratique, après avoir passé par la filière administrative, et avoir reçu successivement la consécration des deux Commissions du Conseil municipal, de la Chambre de Commerce, du Comité d'hygiène des Bouches-du-Rhône, du Comité d'hygiène publique de France, d'une Commission d'enquête composée des notabilités de la science, du commerce et de l'industrie, de la Commission des bâtiments civils, du Conseil général, des Ponts et Chaussées, du Conseil d'Etat, de la Chambre des Députés et du Sénat.

Une dernière épreuve lui était réservée ; il fallait qu'il subît le baptême du feu : elle ne lui a pas manqué. Les élections de mai 1892 amenèrent à l'Hôtel de ville une municipalité dont le moins qu'on puisse dire est que l'entreprise de l'assainissement, œuvre de ses prédécesseurs, ne lui inspirait aucune sympathie. Une discussion mémorable s'engagea devant le Conseil municipal sur le projet Cartier et le traité Génis. Elle aboutit au vote unanime, je crois, d'un ordre du jour intimant à la Municipalité d'avoir à faire exécuter strictement les conventions intervenues les 21 août et 3 novembre 1890.

Et, comme si ce n'était pas assez, comme il fallait, à ce qu'il paraît à cette œuvre, le couronnement de la sanction de l'autorité judiciaire, les Tribunaux appelés à diverses reprises par la Municipalité à se prononcer sur les difficultés qu'elle faisait surgir à chaque pas de l'exécution ont, dans plusieurs décisions, appliqué, interprété diverses clauses du contrat, sans que la Ville, par l'organe de ses avocats et de son maire même, officiant en personne, ait jamais songé à soulever d'autres critiques que de détail, d'autres objections que de forme, d'autres réclamations que sur des points secondaires et sans portée sur les éléments essentiels de l'œuvre.

Cette œuvre, les jeux de la politique et du hasard ont créé autour d'elle une atmosphère nuageuse qui, à l'heure actuelle, semble ne plus permettre de la discerner. Elle est bien simple cependant et rien de plus facile que d'en dégager l'organisme, le fonctionnement, les résultats.

C'est ce que je vais tâcher de faire en exposant sommairement les grandes lignes du projet Cartier et l'économie du traité du 21 août 1890.

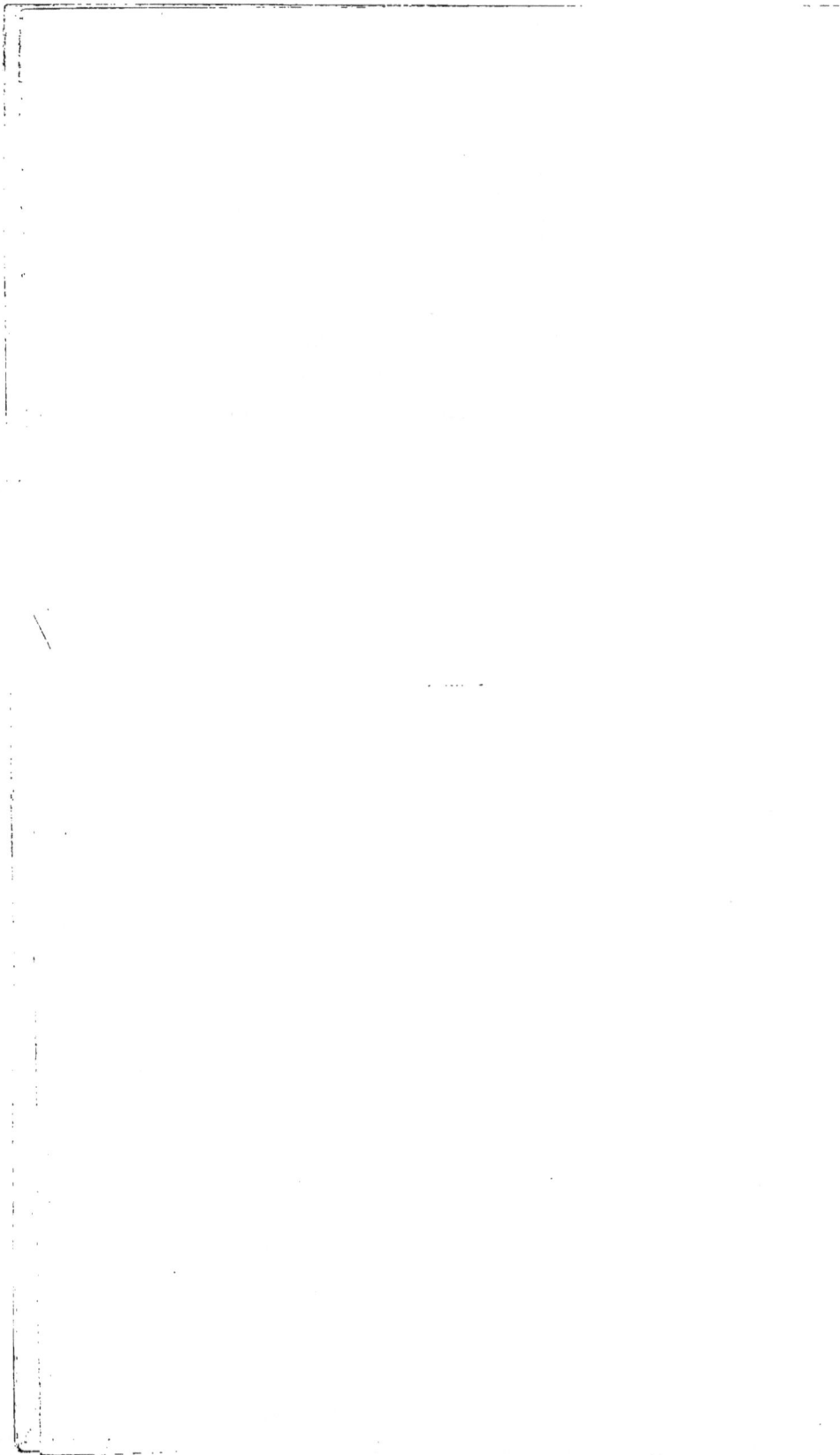

PROJET CARTIER

———

« Pour assainir la Ville de Marseille », dit le
Comité consultatif d'hygiène de France, « on doit
« créer un réseau d'égouts qui puisse recevoir
« directement les matières usées et qui les
« emporte au loin, en dehors de ce courant
« circulaire qui se meut dans l'intérieur du golfe,
« ramenant constamment au rivage toutes les
« matières flottantes ».

Or, tous les égouts existants viennent déboucher
dans le Vieux Port, dans le Canal de la douane,
dans le port de la Joliette, dans celui de la gare
maritime, dans l'anse des Catalans, sur la plage
du Prado, où il n'y a ni fond, ni courant, et
convertissent ainsi les ports et les rivages en une
immense tinette, réceptacle de matières qui ne
sont jamais transportées en dehors du golfe.

L'idée maîtresse, qui a inspiré le projet Cartier,
a été d'écarter définitivement des ports, du rivage
et du golfe toutes les matières usées, en assurant
leur écoulement sur un point où elles rencontre-

raient un courant qui les entraînerait rapidement vers la haute mer sans retour possible. Ce point c'est la calanque de Cortiou.

Pour y amener les matières et eaux usées, le projet Cartier établit un grand émissaire ayant son origine au quartier d'Arenc, recevant les eaux du ruisseau de Plombières et du béal Magnan, prenant sur son parcours celles du ruisseau du Jarret, de l'égout du Prado, recueillant, à l'aide de machines élévatoires, les eaux du quartier bas d'Arenc, des Ports Nord, du Vieux Port, et recevant les affluents de tous les collecteurs secondaires, et, par eux, ceux de tous les égouts et canalisations des rues sur lesquels sont branchés les tuyaux d'écoulement des habitations riveraines.

Les égouts sont construits de façon à suivre la ligne la plus courte dans des conditions de pente et de section assurant l'écoulement rapide, sans arrêt, d'abord dans les collecteurs secondaires établis dans la partie basse de chaque bassin, et, par eux, vers le grand collecteur émissaire.

De grands réservoirs seront établis sur les points culminants, de manière à produire fréquemment des chasses et des lavages énergiques dans toutes les parties du réseau.

« Rien n'ira plus dans le golfe », dit le Comité d'hygiène, « c'est l'assainissement complet de la « Ville, des faubourgs, des ports et de tout le « littoral. La longueur totale du collecteur

« proposé est de 12.111^{m}50. La pente totale est
« de 6^{m}28, soit une pente moyenne de 0^{m}52 par
« kilomètre, avec une pente minima de 0^{m}30 par
« kilomètre. La hauteur des eaux sera de 1^{m}25
« environ. La cunette aura un minimum de pro-
« fondeur de 1^{m}80 et la hauteur sur les banquettes
« de 2^{m}50 environ, dont la hauteur totale est
« d'environ 4^{m}50 (excepté sur le cours Belsunce,
« où la hauteur totale est d'environ 1^{m}30 et où la
« pente a été portée à 2$^{m/m}$ par mètre pour
« augmenter la vitesse et le débit et obtenir un
« curage naturel).

« Les sections et les pentes ont été calculées
« de manière à obtenir une vitesse à peu près
« uniforme de un mètre à la seconde, avec
« tendance à l'accélération à mesure que l'on
« approche du débouché.

« L'écoulement se fera sans siphonnement,
« d'une manière continue, sans arrêt ni ralentis-
« sement ; des chutes ont été ménagées après le
« rapide du Cours, au Rond-Point, afin d'éviter
« le remous.

« Le curage se fera automatiquement au moyen
« de wagon et de bateaux-vannes

« Des vannes de chasse seront établies à l'ori-
« gine, en amont du chemin de fer de la Joliette
« et au bas de la rue d'Aix, en amont du rapide.

« La pente du radier est de 0.40 sur une lon-
« gueur de 1.863^{m}94, de 0.35 sur une longueur

« de 3.439ᵐ 13ᶜ, de 0.30 sur une longueur de
« 6.174ᵐ28.

« Sous le Cours, où le défaut d'altitude oblige
« à modifier la section et où le curage devra se
« faire naturellement, la pente a été portée à
« 0ᵐ002 par mètre sur une longueur de 390
« mètres.

« La hauteur d'eau sera dans cette partie de
« 2.00 à la seconde, suffisante pour entraîner
« toutes les matières lourdes qui se déposent sur
« le radier.

« Une chute de 0ᵐ45ᶜ est ménagée à l'aval, afin
« de régulariser la ligne d'étiage et empêcher tout
« remous.

« Dès son origine, et après le boulevard
« National, le collecteur débitera 1.500 litres à la
« seconde.

« Après l'Huveaune, c'est-à-dire après avoir
« reçu le ruisseau du Jarret et l'égout du Prado,
« le débit total sera de 4.200 litres à la seconde.

« Le radier, à la sortie, sera au zéro des basses
mers ».

Tel est, dans son ensemble, l'économie du
projet Cartier.

Quelles objections a-t-il soulevées au point de
vue technique ?

Elles se trouvent toutes exposées et réfutées
dans le remarquable rapport dressé par M. L. Lombard, ingénieur, au nom de la Commission

d'enquête, dont il peut être utile de rappeler le
nom des membres qui la composaient :

MM. Arnaud, Emile, président du Tribunal de
Commerce.

Borelli, Georges, président de la Société
pour la Défense du Commerce.

Boude, Frédéric, membre de la Chambre
de Commerce.

Cyprien Fabre, président honoraire de la
Chambre de Commerce.

Guibert, président de la Commission
Départementale.

Jourdan, adjoint au Maire de Marseille.

Lecat, directeur des Messageries Maritimes.

Lombard, directeur de la Compagnie du
Rio-Tinto.

Maurin, conseiller municipal.

Drs Mireur, adjoint au Maire de Marseille.

Rampal, vice-président du Conseil d'hygiène.

De toutes les objections formulées, la seule
qui vaille la peine d'être retenue, parce qu'elle a,
plus que toute autre, paru frapper l'imagination
du public et à ce titre être facilement exploitée
par les adversaires du projet, c'est l'insuffisance
prétendue de la pente sur la majeure partie du
parcours.

Cette objection n'a pas tenu ; elle ne pouvait pas tenir devant un examen sérieux.

J'indiquerai d'abord les réponses qu'ont faites les hommes de science, les ingénieurs, dont on ne peut contester la compétence : j'y ajouterai celles que me semblent dicter, le vulgaire bon sens, les données de la pratique la plus usuelle.

La faiblesse de la pente, dit la Commission, n'a d'autre résultat que de nécessiter sur certains points un curage artificiel, le curage naturel ne pouvant se faire par la vitesse seule du courant.

Or, le projet Cartier prévoit le curage artificiel et ce curage s'effectuera, dit toujours la Commission, dans des conditions au moins aussi bonnes qu'à Bruxelles, où il fonctionne dans des conditions irréprochables, puisque la vitesse du courant, qui n'est que de 0 m. 85 dans le grand collecteur de Bruxelles, doit être en moyenne de 1 mètre par seconde dans le grand émissaire de Marseille.

Et la Commission, après avoir mentionné les dires de M. l'ingénieur en chef Guérard, pour qui une pente de 0 m. 30 est une difficulté, mais non une impossibilité, qui déclare qu'il n'a pas d'objections à faire contre le projet d'égout collecteur, de M. l'ingénieur en chef Roucayrol, pour qui le projet est parfaitement exécutable et paraît répondre au but que l'on se propose d'obtenir, émet, à l'unanimité, l'avis « qu'il y a utilité publi-
« que à procéder à l'assainissement de Marseille,

« que le projet Cartier et l'avant-projet Burle lui
« paraissent réunir les conditions requises pour
« obtenir, par leur exécution, le but qu'on veut
« atteindre ».

Et le Comité d'hygiène publique de France,
par l'organe de son rapporteur, examinant la
même question sous une autre face, conclut dans
les termes suivants :

« Le radier, à la sortie, sera au zéro des eaux
« basses.

« On a ménagé trois sorties et deux grands
« réservoirs qui fonctionneront toujours au-
« dessus des plus hautes eaux et à l'abri des
« lames.

« L'écoulement de l'égout se trouve assuré sans
« remous, ni ralentissement, quelle que soit la
« hauteur des eaux de la mer.

« On a émis, à cet égard, des craintes qui nous
« paraissent exagérées. La preuve est dans ce qui
« se passe dans le port au bas de la Cannebière
« où les égouts débouchent au-dessous de zéro.

« Par leur vitesse acquise, les eaux d'égout se
« font un passage dans l'eau de mer. Il se forme
« un courant qui se maintient assez loin et assure
« l'écoulement.

« Si, d'ailleurs, on avait à redouter un remous
« au moment des gros temps, il serait toujours
« possible d'élever, au moyen d'une machine, les
« eaux d'égout pour les projeter en mer à un
« niveau supérieur.

« Les vitesses et les débits varient, du reste,
« suivant les quantités d'eaux qui s'écoulent dans
« les cunettes. Lorsque par suite de circonstances
« exceptionnelles il n'y aura pas dans les cunettes
« de l'émissaire suffisamment d'eau pour donner
« la vitesse nécessaire à l'entraînement rapide
« des matières en suspension, il faudra y amener
« de l'eau supplémentaire par les machines éléva-
« toires, comme il est prévu à l'art. 68 du cahier
« des charges.

« Il en sera de même dans tous les réservoirs
« d'égout grâce aux réservoirs de chasse, prévus à
« l'art. 75 ; encore ce nombre de réservoirs peut-il
« être augmenté, si cela est nécessaire, par appli-
« cation de l'art. 76.

« Les sables et autres matières pesantes seront
« enlevés par l'action des bateaux vannes comme
« cela se fait à Paris, Bruxelles, etc., etc.

« A Marseille, la plus grande partie des sables
« pourra être emportée directement par le courant
« naturel à la vitesse d'un mètre par seconde. »

Ainsi voilà ce que disent les autorités les plus
compétentes.

La faiblesse de la pente sera facilement corrigée
au moyen de machines élévatoires, des réservoirs
de chasse, des bateaux vannes.

Et c'est élémentaire ; mon jardinier le sait ; il le
pratique tous les jours. Quand il creuse d'un point
à un autre, situés à peu près au même niveau,

une rigole d'arrosage, il établit, même avec un simple arrosoir, une chasse énergique en projetant au point de départ, une quantité d'eau suffisante, avec l'impulsion nécessaire pour augmenter la vitesse qui supléera à l'insuffisance de la pente. Et lorsque ses rigoles sont obstruées de sable, de feuilles mortes qui font obstacle au cours de l'eau, il n'a pas besoin d'aller consulter un ingénieur pour savoir qu'il lui suffit de prendre son rateau et de nettoyer sa rigole. L'arrosoir, le rateau ; voilà ses réservoirs de chasse, voilà ses bateaux vannes.

Les réservoirs de chasse, les bateaux vannes voilà l'arrosoir, voilà le rateau des égouts. Et quelque mérite qu'ait M. Cartier, ce n'est pas lui qui les a inventés, non plus que leur utilisation.

Il s'est borné à en faire une application judicieuse pour assurer le fonctionnement d'un réseau d'égouts dont l'idée mère, celle qui lui appartient en propre, a été l'élimination en pleine mer, de toutes les déjections de la ville sans retour possible vers le rivage. Et ceux qui lui reprochent de ne pas avoir donné plus de pente à ses égouts, feraient tout aussi bien de reprocher aux fondateurs de Marseille de l'avoir établie au bord de la mer. Car, enfin, je n'aperçois pas par quels moyens, autres que les moyens artificiels, machines élévatoires, réservoirs de chasse, etc., etc., il est possible de remédier aux inconvénients résultant de la configuration physique de la ville et de son territoire, et il me paraît difficile d'admettre qu'il faille renoncer à assainir toutes les villes qui sont situées au bord de la mer.

Non, la vérité est que le projet Cartier représente l'application la plus rationnelle, la seule rationnelle pour mieux dire, à Marseille, du tout à l'égout, dont personne aujourd'hui n'ose plus contester l'efficacité.

LE TRAITÉ

Si le projet Cartier a, avec raison, obtenu l'assentiment unanime des hommes de science, de métier, que faut-il penser du traité intervenu entre la ville de Marseille, la Société Parisienne et M. Génis pour la mise en œuvre de ce projet ?

Une fois le projet adopté, la Ville avait à pourvoir à son exécution ; elle avait le choix entre les trois moyens suivants :

1° L'exécution directe à ses frais, risques et périls ;

2° L'exécution par entrepreneur par la voie de l'adjudication ;

3° L'exécution à forfait par un entrepreneur et par un traité de gré à gré.

Le rapport présenté au Conseil municipal au nom de la Commission des travaux, dans la séance du 16 septembre 1890, par le Maire de Marseille expose longuement les motifs qui lui ont fait écarter les deux premiers procédés pour choisir le troisième.

Elle ne voulait pas de l'exécution directe, pour

éviter à la ville les plus graves mécomptes qui
auraient pu compromettre ses finances. Elle se
souvenait que le canal de la Durance, pour lequel
on n'avait primitivement prévu qu'une dépense
de 20 millions en avait coûté plus de 100. Elle
avait sous les yeux l'exemple tout récent de
l'égout des Catalans dont la dépense prévue était
de 430.000 fr. et avait en fin de compte dépassé
1.500.000 francs, du canal du Verdon qui de
7.000.000 s'était élevé à 23.000.000, sans pouvoir
être achevé et pour lequel la ville d'Aix sollicite,
à l'heure actuelle, du Gouvernement une subven-
tion de 4.000.000, ceux de la rue Colbert, de
l'école normale d'Aix, du bassin de Saint-
Christophe, ayant tous fait l'objet de dépasse-
ments considérables.

Il lui était absolument impossible, d'autre part,
de procéder par la voie de l'adjudication à raison
de la nature spéciale et de l'importance exceptionnelle des travaux à exécuter, et des garanties
financières qu'elle entendait exiger.

Elle se résolut donc à traiter de gré à gré; et
après enquête approfondie, à choisir pour entrepreneur M. Génis, ingénieur directeur de la
Société Parisienne à qui la Ville de Bruxelles avait
confié ses travaux d'assainissement et qui les avait
exécutés à son entière satisfaction. Mais la Municipalité ne voulut pas se contenter de confier
l'exécution de ses travaux à un ingénieur qui avait

fait ses preuves, et à la Société dont il était le Directeur : elle leur demanda de se charger des travaux à forfait, et que le forfait ne portât pas seulement sur le prix, mais, sur les résultats de l'œuvre et, poussant jusqu'aux dernières limites les exigences d'administrateurs qui érigeaient en principe la méfiance plus encore que la prudence, elle ne consentit à traiter que si ses entrepreneurs se faisaient cautionner par des maisons de banque d'une solvabilité notoire qui leur fourniraient leur garantie, non pas jusqu'à concurrence du montant du forfait seulement, mais pour une quotité de 15 o/o au-delà. Et c'est lorsque toutes ces conditions eurent été acceptées en principe, que la Municipalité débattit avec M. Génis les clauses et stipulations des accords qui devaient les lier, qui constituèrent le traité des 21 août, 3 novembre 1890.

Ce traité confie à M. Génis et à la Société Parisienne : 1° l'exécution des travaux d'assainissement et de l'ouverture du boulevard de Mazargues suivant les descriptions et stipulations du cahier des charges annexé ;

2° L'entreprise de l'entretien et du curage de l'émissaire, des collecteurs et des égouts pendant une durée de 50 années à dater de l'achèvement des travaux.

Les conditions du forfait sont déterminées avec la plus grande rigueur et toutes à la charge de l'entrepreneur, lui faisant supporter la responsabilité de toutes les conséquences prévues et non prévues de l'entreprise, à l'exception, naturellement, de celles qui étaient le résultat forcé, fatal, nécessaire, pour ainsi dire, de l'exécution, telles notamment que l'interruption ou l'arrêt de la circulation, du service des eaux, du gaz, des vidanges et, généralement, de tous autres services publics.

Le coût des travaux compris dans l'entreprise est fixé à forfait à la somme de 33.500.000 francs payables : 10.000.000 après la réception et les 23.500.000 francs de solde en 50 annuités de 1.224.350 francs chacune à partir de la même date.

Quant à l'entretien et au curage des égouts, pendant les cinquante années de la concession, le coût en sera fixé d'un commun accord entre les parties, lorsqu'elles auront pu se rendre compte des conditions de l'exploitation, et, à défaut d'entente, la Société les exécutera en régie, moyennant une redevance annuelle, comprenant la totalité de ses frais et dépenses augmentée de 15 % à titre de rémunération.

Telles sont les stipulations essentielles du contrat et, à les examiner de près et en détail, on peut dire que jamais Municipalité ne traita une affaire aussi importante dans des conditions de prudence aussi exagérée, de sécurité aussi absolue, jamais entrepreneur ne fit preuve, en acceptant un marché aussi draconien, d'une plus complète confiance dans le succès de l'œuvre qu'il se chargeait de réaliser.

Il suffit, pour s'en convaincre, de comparer les clauses et conditions de ce traité avec celles d'un marché ordinaire régi par les règles du droit commun.

La Ville, traitant avec un entrepreneur renommé, un ingénieur spécialiste qui avait fait ses preuves, dont elle venait à s'assurer le concours, aurait pu lui faire confiance. **Elle a exigé, en plus de son engagement personnel, l'engagement de sa Société au capital d'un million ; elle a stipulé, en plus, qu'il s'engagerait à former une autre Société au capital de 4.000.000, et elle a demandé et obtenu, en outre, la garantie de deux maisons de banque, non pas seulement jusqu'à concurrence du montant total du forfait, mais pour 15 %, en sus.**

La Ville, ayant fait procéder personnellement à l'étude du projet Cartier et de l'avant-projet Burle, les ayant adoptés, après avoir recueilli, au point de vue technique et hygiénique, l'approbation de toutes les autorités citées plus haut, aurait pu charger l'entrepreneur de l'exécution de ces projets sans qu'il eût lui-même à prendre la responsabilité du fonctionnement pratique des travaux à exécuter. **Elle a exigé que M. Génis fît les projets siens, qu'il les complétât par les projets de détail d'exécution de tous les travaux d'assainissement. Elle lui a imposé l'obligation d'aboutir par l'exécution des plans adoptés,** à l'évacuation régulière et rapide de toutes les eaux pluviales, ménagères, industrielles et de vidange dans les conditions du programme indiqué dans le cahier des charges. Elle lui a interdit, en cas d'insuccès, de s'abriter derrière la stricte observation des plans pour forcer la Ville à recevoir une œuvre qui ne répondrait pas aux conditions stipulées.

La Ville, pour une œuvre comportant la construction ou la réfection de plus de 200 kilomètres d'égouts, un tunnel en souterrain de plusieurs kilomètres, avec des aléas considérables, aurait pu rencontrer des entrepreneurs ne consentant à travailler qu'en régie. Elle a exigé que les travaux fussent exécutés à forfait et tressé les mailles de ce traité si serré, que les travaux ne comportent plus pour elle aucun aléa de quelque nature que ce soit.

La Ville, s'agissant d'une dépense aussi considérable, de travaux d'une aussi longue durée, aurait normalement dû payer aux entrepreneurs des acomptes importants, au fur et à mesure de l'exécution des travaux, sauf à effectuer sur chaque paiement une retenue de garantie, et à se faire déposer un cautionnement en espèces. Elle n'a consenti à traiter que sous la condition formelle qu'elle n'effectuerait aucun paiement avant l'achèvement et la réception définitive de l'intégralité du réseau des égouts. Elle a fait plus ; elle a exigé des entrepreneurs qu'ils lui fissent l'avance des sommes nécessaires pour l'achat des terrains à exproprier, pour l'établissement du boulevard de Mazargues, pour les frais d'auteur, de surveillance et de contrôle des travaux, de telle sorte qu'elle n'a pas à débourser un centime tant que les égouts ne seront pas complètement achevés et en état de fonctionner.

La Ville aurait pu et dû s'acquitter de sa dette aussitôt les travaux terminés et reçus, sous réserve de telle retenue de garantie qu'elle aurait stipulée. Elle n'a consenti à payer que dix millions après la réception et a exigé qu'on lui accordât un délai de cinquante ans pour se libérer des 23 millions et demi de solde.

La Ville aurait pu se contenter de retenir la garantie des entrepreneurs pendant les dix années, durée de droit commun. Elle a exigé que le délai de cette garantie fût porté á 50 ans à partir de l'achèvement des travaux.

Jamais, je le répète, on ne pourra citer un second exemple de marché de travaux publics aussi rigoureux pour l'entrepreneur, aussi avantageux pour la commune et le moins qu'on puisse dire des administrateurs qui l'ont obtenu est qu'ils ont défendu et sauvegardé les intérêts de la cité mieux qu'ils n'auraient pu réussir à le faire des leurs propres. Quant à les accuser de naïveté, comme il paraît qu'on l'a fait, j'avoue que je trouverais le reproche mal placé, même dans la bouche d'un Talleyrand, et j'en laisse volontiers le privilège aux diplomates et aux jurisconsultes des bars de vigilance.

L'œuvre est donc saine, bonne, irréprochable·

D'où vient donc qu'elle n'est pas populaire;

qu'elle jouit, pour mieux dire, d'une sorte d'impopularité, mal définie, ouverte et patente chez quelques-uns, latente chez un grand nombre?

C'est, il faut bien le dire, qu'elle n'est pas comprise, pas ou mal connue, qu'elle se heurte à l'ignorance de presque tous, à l'incrédulité de certains, aux passions et aux intérêts des autres. Sans vouloir faire sur le terrain de la politique locale une incursion qui serait cependant très instructive, en s'abstenant de toute allusion à l'esprit frondeur et chagrin de la masse des ignorants et des impuissants, à ne s'en tenir qu'à la considération des intérêts froissés, cette considération suffit peutêtre pour expliquer le peu de sympathie que rencontre cette œuvre qui devrait, avant tout, être une œuvre populaire.

Trente-deux millions et demi, quel prix énorme pour des égouts!

C'est vrai! les égouts sont sous terre; on ne les voit pas, on ne les mesure pas de l'œil; ils ne font pas d'effet; le moindre monument que l'on pourrait contempler, admirer tous les jours, et dont l'usage serait tant soit peu agréable, ferait bien mieux ressortir sa valeur, serait bien mieux apprécié.

Mais, qu'y faire? Les égouts sont pour ne pas être vus et quand la ville de Paris y aura consacré 250 ou 300 millions, il est bien probable qu'ils recevront bien moins de visiteurs que l'Hôtel de Ville ou l'Opéra !

Trente-trois millions, c'est un gros chiffre ; mais, j'en trouve dans l'exposé des motifs de la loi du 24 juillet 1891 un décompte qui réduit à sa juste valeur le coût des travaux eux-mêmes.

Si on retranche de cette somme F. 33.500.000
    celle de.................... 1.300.000
pour frais d'acquisition des terrains et pour le boulevard de Mazargues,
    celle de.................... 600.000
à payer à la ville pour les droits d'auteur, les frais de surveillance et de contrôle.
    celle de cinq millions et demi pour les intérêts intercalaires depuis le commencement jusqu'à l'achèvement des travaux....... 5.500.000
celle de 400.000 pour les machines 400.000

On a un solde de............ F. 25.700.000

qui représente exactement le coup du forfait en ce qui concerne les travaux.

N'étant ni ingénieur, ni architecte, ni entrepreneur, je ne puis me rendre compte par moi-même du point de savoir si ce chiffre est ou non exagéré et j'en laisse l'appréciation aux gens du métier, me bornant, en ce qui me concerne, à considérer qu'il se rapporte à plus de 200 kilomètres d'égouts, à des travaux qui doivent durer cinq ans, employer une moyenne journalière de 3.000 ouvriers, et qu'enfin il s'agit d'un forfait dont les aléas sont de nature à dérouter jusqu'au dernier moment les calculs les mieux établis et à faire reculer les plus intrépides. C'est la seule réflexion que puisse me permettre mon incompétence absolue au point de vue technique.

J'arrive à l'objection qui a peut-être le plus contribué à nuire à la popularité de cette œuvre, au point sensible et délicat, celui des intérêts froissés.

Le coût des travaux doit, d'après la loi du 24 juillet 1891, être à peu près intégralement payé par les propriétaires, qui auront à supporter une taxe fixe de 50 fr. par mètre courant de façade pour tous les immeubles situés sur une voie où la Ville fait établir un égout, et une taxe annuelle proportionnée à la valeur locative des immeubles.

En outre, le règlement relatif à l'assainissement des maisons, rendu obligatoire par l'arrêté du Ministre de l'Intérieur du 12 mars 1892, contient en ce qui concerne les cabinets d'aisances, les tuyaux de chute, le raccordement avec les égouts, des prescriptions dont l'exécution entraînera de nouvelles dépenses pour un grand nombre de propriétaires.

Que les propriétaires s'en soient émus, je le comprends ; qu'ils eussent préféré que le coût des travaux fût mis à la charge de tous les contribuables, c'est trop naturel pour être surprenant.

Mais l'intérêt général doit-il céder le pas à leur intérêt personnel ? Cet intérêt personnel est-il lésé aussi fortement qu'ils le disent, qu'ils le pensent peut-être ? Et, si respectables que soient les intérêts d'argent, l'intérêt supérieur de la santé publique ne doit-il pas les dominer ?

C'est ce dont je me suis attaché à me rendre compte et, tout en estimant que, si la situation financière de la Ville de Marseille eût été meilleure qu'elle ne l'est, il eût peut-être été possible de concilier tous les intérêts, en ne faisant pas exclusivement peser sur les propriétaires la charge du coût des égouts, je crois que, privilégiés de la fortune, ils auraient mauvaise grâce à se plaindre du sacrifice qui leur est imposé et qui, à le regarder de près, n'a rien que de juste et d'équitable.

Et d'abord, la taxe de 50 fr. par mètre de façade n'est pas une nouveauté. Trouvant son principe dans la loi du 16 septembre 1807, elle est perçue à Marseille depuis près de 40 ans en vertu d'un arrêté approuvé par le Préfet des Bouches-du-Rhône, le 14 septembre 1859, dont deux arrêts de la Cour de Cassation ont consacré la parfaite légalité.

Elle constitue la participation du propriétaire à

des dépenses dont il est incontestable qu'il retire personnellement un avantage. L'égout est un exutoire dont la maison ne peut se passer sans inconvénients majeurs, dont l'absence entraine pour les habitants des dangers, des incommodités que supprime l'égout.

Quant à la redevance annuelle, elle constitue une taxe nouvelle, il est vrai, mais dont le principe ne saurait être sérieusement contesté, puisque cette taxe ne fait que remplacer les frais de curage des fosses d'aisances ou des puisards, les frais d'enlèvement des appareils qui en tiennent lieu et qui ont toujours été à la charge des propriétaires.

Des controverses assez vives ont eu lieu pour savoir si cette taxe serait établie d'après le nombre des ménages, d'après la longueur de la façade des immeubles ou d'après leur valeur locative.

La taxe par ménage aurait eu le double inconvénient d'être très élevée et de frapper uniquement les petits loyers que l'on cherche au contraire à dégrever par tous les moyens.

La taxe basée sur la longueur de la façade ne pouvait se justifier que par la présomption de la valeur de l'immeuble, présomption inexacte, la valeur d'un immeuble, et surtout son rendement, dépendant de sa construction, de sa situation, beaucoup plus que des dimensions de sa façade.

C'est donc avec raison, je crois, que la taxe a été établie sur la base de la valeur locative et d'après un tarif proportionnel dont on ne saurait contester la modération.

Compensation faite avec les frais qu'ils paient actuellement, pour la vidange de leurs fosses, de leurs puisards ou de leurs tinettes, le surcroit qui pourra en résulter pour un certain nombre de propriétaires, ne constituera, pour eux, — s'il ne le font pas supporter par leurs locataires — qu'une charge à vrai dire insignifiante.

Quant à la dépense que doivent entraîner l'installation de cabinets d'aisances dans les maisons qui n'en sont pas pourvues, la modification de ceux qui existent déjà, et le raccordement aux égouts, pour se conformer aux prescriptions du nouveau règlement d'hygiène, j'avoue que je ne saurais admettre les plaintes des propriétaires. Cette dépense qui est une dépense de première nécessité, qui s'impose absolument dans l'intérêt de la salubrité publique, est afférente à l'immeuble à laquelle s'incorporent les travaux qui en sont l'objet, dont elle augmente la valeur, le coût, si l'on veut ; elle ne peut évidemment être supportée que par le propriétaire lui-même.

Il existe, il est vrai, une classe de propriétaires pour lesquels l'application rigoureuse de la loi et du règlement créerait des difficultés insurmontables, à raison de l'impossibilité matérielle d'exécuter dans leurs immeubles les travaux prescrits. Mais leurs intérêts sont sauvegardés par la disposition du règlement qui donne à l'administration les moyens d'apporter à ces prescriptions tous les tempéraments nécessités par la situation de l'immeuble et compatibles avec la salubrité publique.

Aucun droit, aucun intérêt respectable n'est donc, en réalité, lésé et je ne sache pas que les dépenses prévues par l'exécution de la Loi du 24 Juillet 1891 aient, depuis quatre années, ralenti beaucoup le mouvement des constructions nouvelles.

Que si, malgré toutes les considérations que je viens d'exposer, il se trouve parmi les 20 ou 25.000 propriétaires de Marseille quelques personnalités qui, par suite de circonstances tout à fait exceptionnelles, auront réellement à subir un vrai sacrifice pécuniaire à raison des travaux d'assainissement, je leur dirai : Ce sacrifice, faites-le à la chose commune, au bien public, faites-le dans l'intérêt de tous, mais songez aussi que vous le faites dans votre propre intérêt. Vous payez une prime d'assurance pour vous garantir contre les risques d'incendie des immeubles voisins : payez, sans trop y regarder, la prime d'assurance contre les épidémies : vous ne pouvez pas savoir si elles ne vous frapperont pas demain, vous ou les vôtres dans votre vie, dans votre santé, dans votre fortune.

Je leur dirai aussi aux propriétaires, mes frères : vous êtes riches, payez pour les pauvres ; vous avez un capital, prélevez-en une faible part pour diminuer les risques de mort de ceux qui n'en ont pas, dont les bras et le travail sont les seules ressources qui assurent du pain à leurs enfants, Chrétiens, c'est un devoir de charité, libre penseurs, hommes de progrès social, c'est une obligation d'humanité, de solidarité.

Et je dirai à tous ceux qui, n'étant pas propriétaires d'immeubles, doivent profiter des bienfaits de l'assainissement, sans qu'il leur en coûte un centime : encouragez donc une œuvre qui ne peut vous faire aucun mal, qui peut vous faire beaucoup de bien. Il faut que l'œuvre aboutisse, il le faut, pour nous tous, mes chers compatriotes, pour éloigner de nos foyers l'infection qui y apporte trop fréquemment la mort, pour assurer à nos ports, à notre navigation, la régularité de leurs opérations par la suppression des quarantaines, pour attirer sur nos rivages et dans nos murs les étrangers qu'éloigne notre réputation d'insalubrité, pour développer enfin, par l'accroissement de notre population, la prospérité de notre chère cité que tant de causes diverses contribuent à ébranler.

Entrepreneurs, ouvriers de tous les corps de métier, si les travaux faits et à faire dans les rues et dans les maisons entraînent une dépense de 30 à 40 millions, il y a là pour vous 15 ou 20 millions de salaires au moins.

Hommes politiques enfin qui voulez, dites-vous, le bonheur du peuple, demandez-vous si ce n'est pas pour le peuple qu'on travaille quand on veut assainir la cité, si ce n'est pas lui rendre le plus signalé service que de mettre fin aux épidémies qui entraînent avec elles la mort, les infirmités, le chômage, et demandez-vous s'il n'ont pas fait œuvre de socialistes, — inconscients peut-être — les Conseillers municipaux bourgeois qui ont mis exclusivement à la charge d'une classe de capitalistes, l'intégralité des millions que doit coûter une entreprise dont doivent bénéficier surtout les déshérités de la fortune.

Un vieux Marseillais

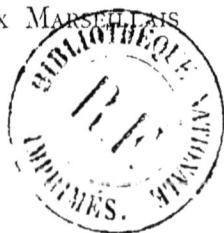

29 Mars 1895.

317